DE LA

CYSTOCÈLE INGUINALE

PAR

Le Dr E. POUPAULT

DE L'UNIVERSITÉ DE PARIS

ANCIEN EXTERNE DES HOPITAUX DE PARIS
MÉDAILLE DE BRONZE DE L'ASSISTANCE PUBLIQUE
ANCIEN INTERNE DE L'HOSPICE GÉNÉRAL DE TOURS
MÉDAILLE DE VERMEIL (1896)

PARIS

LIBRAIRIE DES FACULTÉS

A. MICHALON

26, Rue Monsieur-le-Prince, 26

1902

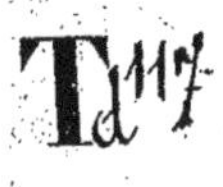

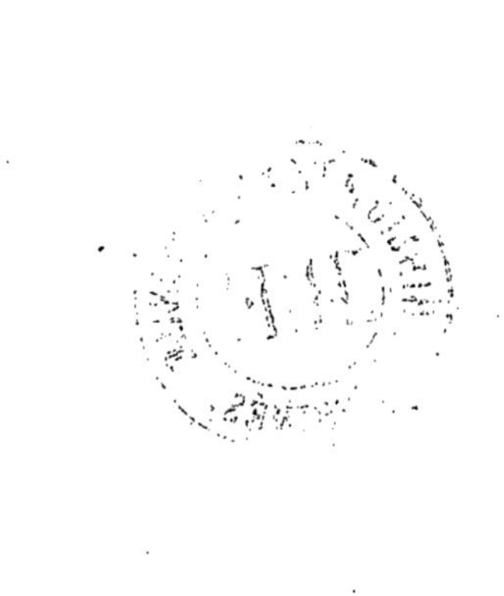

DE LA

CYSTOCÈLE INGUINALE

PAR

Le Dr E. POUPAULT

DE L'UNIVERSITÉ DE PARIS

ANCIEN EXTERNE DES HOPITAUX DE PARIS
MÉDAILLE DE BRONZE DE L'ASSISTANCE PUBLIQUE
ANCIEN INTERNE DE L'HOSPICE GÉNÉRAL DE TOURS
MÉDAILLE DE VERMEIL (1896)

PARIS

LIBRAIRIE DES FACULTÉS

A. MICHALON

26, Rue Monsieur-le-Prince, 26

1902

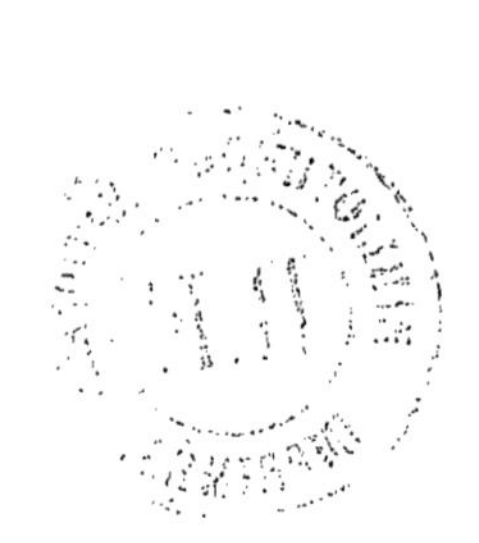

A LA MÉMOIRE DE MA MÈRE

A MES PARENTS

A MES AMIS

MONSIEUR LE PROFESSEUR TILLAUX

Chirurgien de l'Hôpital de la Charité,
Membre de l'Académie de médecine,
Commandeur de la Légion d'honneur.

INTRODUCTION

Pendant notre année d'Externat chez M. le professeur agrégé Blum, nous avons eu l'occasion d'observer un cas de cystocèle inguinale. Un cas nouveau ayant été tout récemment observé dans le service de notre maître, nous avons, sur son inspiration, décidé de faire de l'étude de la cystocèle inguinale le sujet de notre thèse.

Notre prétention n'est point d'apporter dans la question quelque chose de nouveau ; notre but est plus modeste ; nous avons voulu seulement attirer, soit avant, soit au cours de l'opération, l'attention du chirurgien sur quelques signes qui pourraient permettre un diagnostic et éviter ainsi l'ouverture du réservoir urinaire.

Mais avant d'aborder notre sujet, c'est pour nous un devoir bien doux à remplir que de nous conformer à l'usage et d'exprimer à tous ceux qui furent nos maîtres nos remerciements sincères et notre reconnaissance. Et c'est tout d'abord à nos premiers maîtres de l'école de Tours : les regrettés professeurs Duclos et

Herpin ; M. le docteur Louis Thomas, professeur de clinique chirurgicale, qui nous accepta comme interne et guida nos premiers pas au chevet des malades ; M. le docteur Lapeyre qui en maintes circonstances nous donna des preuves de sa bonne amitié.

A Paris, pendant tout le cours de nos études nous avons trouvé auprès de tous nos maîtres la bienveillance la plus grande en même temps que l'enseignement le plus éclairé.

Qu'il nous soit permis de témoigner de notre bien vive et profonde reconnaissance aux maîtres qui nous ont fait l'honneur de nous accepter comme externe : MM. les docteurs Moutard-Martin, médecin de la Charité ; Danlos, médecin à l'hôpital Saint-Louis ; Josias, membre de l'Académie de médecine qui nous a permis, sous sa direction, éclairée de nous familiariser pendant toute une année à la médecine infantile.

M. le professeur Budin, nous a fait également l'honneur de nous accepter comme externe à la clinique d'accouchement Tarnier, et nous a permis de profiter de son enseignement obstétrical ; nous lui en serons toujours reconnaissant.

Enfin M. le professeur agrégé Blum fut pour nous plus qu'un maître. Après une année passée dans son service et pendant laquelle il a mis toute sa science au service de notre instruction, il a bien voulu nous continuer ses conseils et nous prodiguer ses bontés. Qu'il nous permette de lui exprimer toute la reconnaissance que nous lui garderons toujours.

Merci aussi à tous ceux qui ont contribué à notre instruction professionnelle, MM. les docteurs Lesage, médecin des hôpitaux, Delbet, agrégé, etc. Merci plus particulièrement à M. le professeur agrégé Legry auprès duquel nous avons toujours trouvé, en maintes circonstances, une amicale assistance.

Merci à M. le docteur Baunat, ancien interne des hôpitaux, qui nous a donné plusieurs observations inédites.

M. le professeur Tillaux a bien voulu accepter la présidence de notre thèse. Qu'il nous permette de lui exprimer nos remerciements sincères pour le grand honneur qu'il nous fait.

HISTORIQUE

Si nous en croyons Verdier, la première observation
de cystocèle inginale serait celle de J.-D. Sala en 1520
et la seconde, parue cent ans plus tard (1620), appar-
tiendrait à Platers.

Blégny en 1688 la mentionne dans son traité des hernies et en 1713 Mery conclut à la congénitalité de l'affection. Cette théorie qui devait être reprise à nouveau
de nos jours fut presque immédiatement battue en brèche par J.-L. Petit.

Mais le premier ouvrage qui fait date et qui, dit Privat,
« reste encore aujourd'hui vivant et plein d'actualité
comme toute œuvre due à un grand esprit », est le mémoire présenté en 1753 par Verdier à l'Académie royale
de chirurgie. Dans ce travail basé sur vingt observations, Verdier admet en effet comme causes productrices la distension et la diminution de résistance des
parois de la vessie; même dans une de ces observations
il signale une couche graisseuse qui recouvre l'organe
hernié. Si les recherches modernes ont précisé toutes
les vues de Verdier elles n'y ont presque rien ajouté.

Pendant de longues années le silence le plus profond se fait sur la question. C'est seulement en 1867 qu'elle revient à l'ordre du jour avec Nélaton. L'éminent chirurgien admet les conclusions de Verdier et ajoute aux causes productrices l'influence de l'effort.

Puis, à mesure que, grâce aux idées nouvelles d'antisepsie et d'asepsie, les cures radicales deviennent le traitement de choix des hernies, les observations de cystocèle se multiplient.

En 1874, Krœnlein observe un cas d'entéro-cystocèle étranglée et appuie sur son observation une théorie nouvelle du mécanisme de production.

En 1880, Leroux observe un nouveau fait dans le service de Verneuil, et en faisant le point de départ d'un travail important, il s'attache à corroborer la théorie de Krœnlein sur la cystocèle par bascule. La thèse de de la Barrière parue en 1881 résume les connaissances du moment sur la question. En 1873 Duret consacre quelques pages de sa thèse d'agrégation à la cystocèle ; il en étudie surtout l'anatomie pathologique et la pathogénie.

Monod et Delagenière, en 1889, attirent l'attention sur le lipome prévésical et lui font jouer un rôle prépondérant dans la production de la cystocèle. La même année Guelliot de Reims signale les difficultés du diagnostic.

A Strasbourg, en 1890, Hedrich fait connaître ses recherches sur le diagnostic, le mécanisme et le traitement de la hernie inguinale.

A Bruxelles Thiriar observe deux cas nouveaux et publie une étude intéressante sur la question.

En 1892, Bourbon, sur l'inspiration de son maître Lucas-Championnière, fait de la cystocèle inguinale le sujet de sa thèse inaugurale et, s'appuyant sur une observation prise dans le service de M. Polaillon, s'attache à démontrer la congénitalité de l'affection.

En 1893, nouvelle thèse inaugurale de Piquet, qui relate 20 observations nouvelles ; la même année Demoulin publie le résultat de ses recherches sur le mode de réparation des plaies vésicales.

C'est également en 1893 que paraît l'important travail de Lejars, basé sur 20 observations.

En 1896, Privat dans sa thèse inaugurale publie cinq cas nouveaux pris dans le service de M. Schwartz, il montre la nécessité d'une intervention précoce, il indique comme traitement de choix la cure radicale avec résection large et application du procédé myoplastique.

Quelques mois après Lardy de Constantinople relate 20 observations et s'attache à mettre en lumière les adhérences de la hernie vésicale, l'existence fréquente du lipome et l'importance de la cure radicale.

C'est également en 1896 que Imbert publie dans les *Annales des maladies des voies génitales* sa remarquable étude critique qui résume tout ce qui a été dit jusqu'à lui sur la cystocèle inguinale.

ÉTIOLOGIE

Le plus grand nombre des auteurs s'accorde à reconnaître que la cystocèle inguinale est rare. Lucas-Championnière ne l'a rencontrée que 2 fois sur 275 cas de cure radicale, Berger n'en a également observé que 2 cas, Lardy 3 sur 120 opérations et Verneuil en a eu également une observation sur laquelle Leroux a appuyé son mémoire.

D'autres, avec Guelliot, sont d'avis que la cystocèle est beaucoup plus fréquente ; pour cet auteur on en observerait environ un cas sur 50 hernies inguinales. Imbert, remarquant que beaucoup de faits observés ne sont pas publiés, est disposé à se ranger à cette manière de voir. Jaboulay pense qu'elles passent souvent inaperçues en raison du peu de signes auxquels elles donnent lieu et qu'on les trouverait fréquemment si on les recherchait de parti pris.

En dépouillant les observations, ce qui frappe au premier abord, c'est que l'immense majorité des cas se rapportent à des sujets ayant atteint l'âge moyen de la vie ou même la vieillesse. N'oublions pas cette influence de l'âge qui viendra corroborer ce que nous dirons plus tard de la pathogénie de la cystocèle. Le plus souvent c'est entre 60 et 80 ans qu'on l'observe. Toutefois Monod l'a rencontrée chez un homme de 44 ans, Israël chez un de 51, Jungelgel chez un de 34. Les malades de Lucas-Championnière avaient 43 et 44 ans ; ceux de Lejars et de Sebileau avaient l'un 39 ans et l'autre 42. Un des 2 cas qu'il nous a été donné d'observer dans le service de notre maître se rapporte à un homme de 29 ans, c'est là un fait exceptionnel.

Les cas observés chez les enfants sont classiques par leur rareté ; ils sont au nombre de 3. Celui de Kummer a trait à un enfant de 5 ans ; celui de Felizet se rapporte à un enfant de 12 ans et encore il est douteux à cause de la congénitalité probable, le pilier interne de l'anneau inguinal étant absent et le pilier externe à peine marqué.

Le troisième cas est celui de Pott, qui croyant opérer une tumeur du cordon chez un enfant de 12 ans ouvrit la vessie d'où l'urine se mit à sourdre.

Ce sont là les seuls cas publiés jusqu'à ce jour et Broca dit n'avoir jamais rencontré, dans sa pratique chirurgicale de cystocèle chez l'enfant.

Les cystocèles sont pour ainsi dire spéciales au sexe masculin, car seulement 3 cas ont été observés chez la femme. Celui de Lejars où il y avait une hernie de la trompe accompagnant celle de la vessie ; celui de Reverdin chez une femme de 42 ans ; celui de Demoulin, entéro-cystocèle gauche chez une malade de 63 ans.

Cette rareté s'explique aisément si on réfléchit aux dispositions anatomiques du canal inguinal chez la femme
et aux phénomènes pathologiques qui favorisent la production de la cystocèle. Chez la femme en effet le canal
inguinal ne donne passage qu'au canal de Nuck qui
s'atrophiant à la naissance réduit la perméabilité du
trajet à sa plus simple expression ; de plus la femme est
moins exposée que l'homme aux efforts et aux traumatismes. Enfin et surtout les phénomènes pathologiques
qui engendrent la distension et l'affaiblissement des parois vésicales, causes primordiales de la cystocèle, ne
s'observent chez la femme que dans des conditions ex-
ceptionnelles. Ces conditions pathologiques étant au
contraire fréquemment réalisées chez l'homme, la fré-
quence chez lui s'explique d'elle-même.

Nous devrions dire ici quelles sont les affections qui
amènent avec elles la cystocèle, dire l'influence du prostatisme, des efforts, des traumatismes, du relâchement
de la paroi abdominale ; mais nous avons pensé qu'il
était préférable de faire avec la pathogénie de l'affection, cette étude des causes adjuvantes et occasion-
nelles.

ANATOMIE PATHOLOGIQUE

Nous allons successivement étudier dans ce chapitre les dispositions anatomiques du sac et les lésions des organes contenus dans son intérieur ou placés dans son voisinage.

1º Le sac et sa constitution.

La cystocèle inguinale peut se présenter sous trois aspects différents :

Ou elle n'a pas de sac,

Ou le sac est incomplet,

Ou bien le sac est complet et dans ce cas il y a le plus souvent cohabitation d'anses intestinales et d'épiploon. C'est le rapport du revêtement péritonéal et de l'organe hernié qui a amené la classification très naturelle et très simple des cystocèles inguinales en :

Cystocèles extrapéritonéales,
Cystocèles parapéritonéales,
Cystocèles intrapéritonéales,

Nous allons rapidement passer en revue les particularités inhérentes à chacune de ces variétés.

A) Cystocèle extrapéritonéale. (Cystocèle sans sac séreux de Duret). — C'est le cas le plus simple à décrire. Ici, c'est la face antérieure de la vessie, normalement dépourvue de péritoine, qui s'engage dans le trajet inguinal.

Le sac n'existe pas, car on ne peut appeler sac le tassement plus ou moins prononcé des différents plans aponévrotiques et celluleux dont la vessie s'est coiffée. Donc pas d'enveloppe nettement délimitée au-devant de l'organe et c'est là une disposition des plus importantes au point de vue chirurgical. En effet, au cours d'une intervention, le chirurgien, après avoir divisé les différentes couches qui constituent le sac adventice, croit seulement arriver sur le sac véritable alors qu'il a sous son bistouri le globe vésical hernié. Si rien à ce moment n'attire spécialement son attention sur la possibilité d'une hernie vésicale, il incise franchement et l'écoulement d'un liquide plus ou moins abondant d'odeur caractéristique ou l'aspect spécial de la muqueuse, viennent lui démontrer son erreur.

La littérature médicale renferme de nombreuses observations de cystocèles extrapéritonéales et avec Jaboulay et Villard nous pensons que les cas en sont très fréquents et qu'on les retrouverait souvent chez des individus âgés et prostatiques si on les recherchait de parti pris. Le plus souvent en effet, elles ne donnent lieu qu'à des symptômes insignifiants et demeurent ignorés. A l'appui de son dire Jaboulay relate quatre cas trouvés à l'amphitéâtre qui étaient passés inaperçus pendant la vie. Dans l'un d'eux, la vessie étalée dans le sens transversal derrière les orifices abdominaux avait donné naissance à une double cystocèle inguinale extrapéritonéale.

B) Cystocèle parapéritonéale. — C'est la variété décrite par Duret sous le nom d'entéro-cystocèle avec sac séreux incomplet. Nous lui préférerons le nom de cystocèle parapéritonéale qui, dit Jaboulay, fait mieux comprendre l'accolement et la juxtaposition des viscères herniés. Ici la hernie vésicale s'accompagne d'une hernie de l'intestin ou tout au moins d'un cul-de-sac péritonéal déshabité.

Le sac mis à nu on ne remarque tout d'abord rien de particulier. C'est seulement au cours de la dissection entreprise pour le libérer qu'on remarque que la partie interne et postérieure du sac semble augmentée d'épaisseur ; que la séparation des tissus est difficile et se fait mal.

En ce point, en effet, on est arrivé sur la paroi vésicale qui s'est accolée à la tunique séreuse et la renforce. Dans presque toutes les observations la position de la vessie est la même ; à la partie interne et postérieure du sac plus ou moins recouverte par les anses intestinales qui se juxtaposent à sa partie externe. C'est là un point que nous aurons l'occasion d'expliquer lorsque nous nous occuperons de la pathogénie de la cystocèle.

Les rapports qu'affecte le revêtement péritonéal avec

le globe vésical sont variables; tantôt la hernie vésicale,
est tout, le cul-de-sac péritonéal étant réduit à sa plus
simple expression : tantôt au contraire à une entérocèle
volumineuse est accolé un faible prolongement vésical.
Enfin, il existe des cas dans lesquels une portion considérable de vessie, quelquefois la vessie en entier est
herniée avec presque toute la masse intestinale.

C) Cystocèle intrapéritonéale. — C'est la tumeur
herniaire avec intussusception de la vessie de Duret ;
c'est la cystocèle par bascule de Krœnlein et de Leroux.
Ici, au point de vue de l'aspect extérieur et de la consti-
tution du sac, tout se passe comme dans la hernie ordinaire : Le chirurgien arrive sur un sac plus ou moins
volumineux habité par des anses intestinales ou des
masses épiploïques au milieu desquelles il trouve, au
moment de la réduction, un deuxième sac contenant
une tumeur le plus souvent fluctuante, tumeur qui n'est
autre que la vessie complètement tapissée d'un revêtement péritonéal.

Ainsi que l'a démontré Krœnlein et après lui Leroux,
c'est le sommet de la vessie qui fait saillie dans le
sac herniaire. Allongée considérablement dans le sens
de la hauteur elle subit un mouvement de bascule,
se repliant sur elle-même à la façon « d'un bonnet
phrygien ». et c'est son sommet qui s'engage. de haut
en bas, dans le trajet inguinal. Dans le cas de Krœnlein,
« la vessie est démesurément grande ; elle est presque
entière dans le sac herniaire du scrotum et la partie
descendue est partout recouverte de péritoine... En inci-

sant la paroi postérieure, on voit que le sommet et le corps sont passés dans le sac, seul le bas-fond est resté dans le bassin. »

Le cas de Leroux est non moins net : « Après section du sac herniaire, on constate qu'il contient une tumeur du volume d'une tête fœtale à terme et qui n'est autre que la vessie distendue par plus d'un litre d'urine. La portion herniée est recouverte de péritoine jusqu'au niveau du bas-fond vésical ; la vessie n'a contracté aucune adhérence, elle se trouve incluse dans le sac, sauf en un point correspondant au bord droit où quelques brides l'unissent à l'épiploon. »

(Jaboulay *in Traité de chirurgie* de Le Dentu et Delbet).

La hernie intrapéritonéale est une variété fort rare de hernie vésicale ; tous les faits rapportés ont trait à des hernies inguinales le plus souvent très volumineuses.

II. Lésions des organes contenus dans le sac ou placés dans son voisinage.

Ces lésions sont intéressantes à plus d'un titre. Voyons d'abord celles que présente la vessie le plus souvent profondément modifiée dans ses rapports et dans sa structure.

L'épaisseur des parois est variable ; d'ordinaire elles sont amincies, transparentes, c'est ainsi qu'elles se sont présentées dans les deux cas que nous rapportons. Leur résistance est parfois diminuée au point que l'on a vu la muqueuse vésicale former des bosselures à la surface extérieure et c'est très souvent qu'elles ont été déchirées accidentellement au cours de la libération du sac. Jaboulay et Villard font remarquer que cette diminution d'épaisseur coexiste généralement avec une augmentation du volume de l'organe et la présence de colonnes à la surface interne.

Beaucoup plus rarement le sac est épaissi ; l'observation de Imbert en est un bel exemple puisque la vessie avait en certains points une épaisseur de plus de 3 centimètres. Dans tous les cas où l'épaississement des parois a été constaté, on a vu que cet épaississement était moins prononcé au niveau du collet que sur le corps de l'organe hernié.

Si la vessie s'étrangle il se produit des lésions d'importance variable : Berger a vu une bosselure noirâtre, tendue, fluctuante, du volume d'une noisette, de laquelle s'écoule un liquide rouge brun. Duchaussoy, Guénaud n'ont trouvé au contraire que des lésions insignifiantes qui semblent prouver que, dans la plupart des cas, la vessie résiste plus énergiquement à l'étranglement que l'intestin.

Dans tous les cas, l'augmentation de la capacité du réservoir urinaire a été notée et c'est à la faveur de cette distension permanente que la vessie contracte des rapports étendus et prolongés avec les orifices abdominaux. Les fibres musculaires s'atrophient peu à peu, elles perdent leur tonicité, l'urine stagne dans la vessie incapable de se vider complètement au moment des mictions : c'est là le tableau classique des lésions consécutives au prostatisme ; nous verrons d'ailleurs quel rôle de tout premier ordre joue cette affection dans la production de la cystocèle inguinale.

Il nous faut maintenant signaler le lipome préherniaire auquel Monod et Delagenière ont attaché une si grande importance pathogénique et qui a fait le sujet de la thèse de Rabineau en 1895.

Monod et Delagenière signalent au-devant de la vessie une masse graisseuse d'abondance et de consistance variables : « Tantôt molle, presque diffluente, cette graisse ne constitue parfois que de simples pelotons graisseux, d'autres fois une couche épaisse qui entoure la vessie ». Dans une de leurs observations ils signalent la présence d'une véritable tumeur, sorte de « lipome herniaire. »

Verdier avait déjà vu cet amas graisseux qui a été retrouvé dans beaucoup de cas depuis que l'attention a été attirée sur lui. Dans un des cas que nous rappelons la masse graisseuse très adhérente à la paroi vésicale était parcourue par un véritable plexus de veines volumineuses.

Au milieu de l'amas graisseux apparaît la paroi vésicale que la présence de faisceaux enchevêtrés de fibres musculaires fait parfois reconnaître.

Les lésions de la vessie étant connues il nous reste à étudier celles des organes voisins.

Dans les observations anciennes *l'ouraque* a été trouvé dans la hernie ; Krœnlein est le seul qui ait signalé sa présence dans les observations récentes toutes muettes à ce sujet. Imbert l'a vainement cherché dans les cas qu'il a observés.

Les uretères n'ont été trouvés dans le sac que deux fois. Une des observations est due à Leroux, l'autre à Imbert.

Dans l'observation de Leroux il est dit que « bien que l'anneau eût 8 centimètres, il a exercé une compression des uretères telle qu'il s'est produit une hydronéphose double avec atrophie de la substance rénale et que la mort en est résultée ». Dans l'observation de Imbert les deux uretères étaient dilatés, mais le droit seul était contenu dans le sac, non comprimé et il existait une pyélo-néphrite double.

Mais tandis que Leroux fait des lésions uretérales des lésions secondaires sous la dépendance de la lésion vésicale, Imbert pense que dans la plupart des cas les altérations de l'uretère sont primitives et doivent être rangées au nombre des causes qui prédisposent à la cystocèle. Jaboulay se range à cette manière de voir ; en effet, dans un des cas qu'il a observés, il y avait une dilatation manifeste des uretères et des bassinets non compris dans le sac herniaire.

Les éléments du cordon ont été trouvés plus ou moins dissociés et étalés en éventail ; le plus souvent cependant ils restent groupés à la partie postérieure de la hernie, soit en avant, soit en arrière de la vessie. Pour Hédrich les éléments du cordon se comportent comme dans une entérocèle et restent appliqués à la paroi postérieure de la tumeur intestinale. Pour Duret, au moins dans les cas de cystocèle par glissement, la vessie vient s'insinuer entre la face postérieure du sac et le cordon des vaisseaux spermatiques.

Un dernier point nous reste à examiner ; jusqu'ici nous n'avons eu en vue que les cas dans lesquels c'est une portion de l'intestin grêle qui coexiste avec la cystocèle ; mais toutes les autres portions de l'intestin peuvent s'y rencontrer de même que les autres organes contenus dans la cavité abdominale ou le petit bassin.

Thiriar rapporte un cas de hernie volumineuse inguinale droit qui contenait tout l'intestin grêle et aussi le *cœcum* et l'*appendice*. Une de nos observations se rapporte à un cas de cystocèle coïncidant avec une hernie sans sac du cœcum.

En 1893, Lejars rapporte (in *Revue de Chirurgie*) un cas de hernie inguinale simultanée de *la trompe* et de la vessie ; Raymond, une hernie de la vessie, *de la trompe et de l'ovaire*. Jaboulay a vu chez un homme de 70 ans *la prostate* accompagner la vessie dans son déplacement. « La tumeur était de la grosseur d'une tête d'enfant et le diagnostic en était facile car en pressant on faisait sourdre l'urine par la verge. Dans ce cas, la prostate, du volume d'une orange, faisait défaut au toucher rectal et l'exploration rectale combinée au palper abdominal ne montrait rien qui ressemblait à la prostate derrière le pubis. » Il s'agissait d'une hernie par bascule, c'est-à-dire intrapéritonéale.

Enfin, pour être complet, nous devons dire que fréquemment on a observé des calculs dans le diverticule hernié. Le mémoire de Verdier renferme presque tous les cas de ce genre. Dans une observation de Beaumont, il existait une pierre du volume d'un œuf. Dans celle de J. L. Petit au contraire il existait de petites pierres multiples qu'on faisait sans peine repasser dans la vessie. L'observation de J.-D. Sala a également trait à une cystocèle avec calcul.

Imbert seul, dans un cas qui lui est personnel, fait mention de la composition du calcul, pierre phosphatique très volumineuse.

Il est probable que dans tous ces cas le calcul s'était développé sur place grâce à la stagnation de l'urine et à son alcalinité consécutive aux lésions vésicales existantes.

PATHOGÉNIE

Avant d'aborder l'étude des causes qui favorisent ou qui entraînent la production de la cystocèle, nous devons d'abord résoudre une première question : *La cystocèle est-elle une affection congénitale ?*

Mery s'appuyant sur le fait qu'il y a disproportion entre la vessie remplie d'urine et l'orifice herniaire, que de plus le globe urinaire est bien fixé par l'ouraque et le péritoine conclut à la congénitalité. Cette théorie presimmédiatement battue en brèche par J.-L. Petit a été reprise dans la thèse de Bourbon inspiré par Lucas-Championnière.

Pour Bourbon, la hernie de la vessie est congénitale parce que « son histoire diffère de la hernie vulgaire à savoir l'effort et la faiblesse de la paroi favorisant la production de la hernie », parce que la masse graisseuse est très fibreuse et peut coexister avec de petits kystes « vestiges d'une disposition certainement congénitale » ; parce que le canal qui réunit les deux portions de la vessie n'est pas toujours perméable et que la cystocèle est toujours une petite tumeur adhérente à la partie interne du canal.

Toutes ces raisons dit Imbert, n'entraînent pas la conviction ; d'abord la cystocèle peut être très grosse, et la non-perméabilité du canal de communication n'a jamais été constatée ; en outre les parois de la portion herniée sont le plus généralement très amincies et se déchirent facilement. En effet si la cystocèle était congénitale pourquoi ses parois ne seraient-elles pas saines ?

Cependant il est des cas où la congénitalité ne paraît pas douteuse. Duret affirme qu'on a constaté plusieurs cas de cystocèle inguinale dans des hernies congénitales.

Felizet a vu une cystocèle inguinale coïncider avec l'absence du pilier interne de l'anneau inguinal, le pilier externe étant rudimentaire.

Mais tous ces faits restent l'exception et dans l'immense majorité des cas la cystocèle inguinale est une lésion acquise. L'âge à laquelle on l'observe, l'existence de lésions vésicales sont encore des raisons qui plaideraient en faveur de cette opinion si elle avait besoin d'être plaidée.

La cystocèle est *primitive ou secondaire* et en étudiant chacune des variétés établies nous verrons quel est le mécanisme qui lui est propre.

L'affection qui nous occupe étant pour ainsi dire spéciale au sexe masculin, la plus grande partie de ce chapitre sera consacrée à sa pathogénie chez l'homme. Nous terminerons en exposant rapidement quelles sont les causes qui peuvent être invoquées chez la femme.

I. — Chez l'Homme.

Chacune des variétés de hernie du globe vésical reconnaît un mécanisme spécial mais avant de dire quel est ce mécanisme, il nous faut étudier les conditions d'ordre général qui favorisent la cystocèle inguinale.

A première vue on voit qu'il est impossible à la vessie, tout entière située dans le petit bassin, de s'engager dans le canal inguinal. Pour qu'elle puisse le faire elle devra subir des modifications dans sa forme et partant dans ses rapports. Verdier avait donc vu très juste lorsque, énumérant les conditions nécessaires à la production de la cystocèle, il signale la distension permanente de la vessie, la flaccidité des parois et la largeur anormale de l'anneau inguinal. En effet distension permanente et défaut de contractilité sont les deux conditions absolument nécessaires à la production de la cystocèle. La paroi flasque et molle se laisse facilement engager dans l'orifice herniaire avec lequel elle affecte des rapports constants ; ayant perdu sa contractilité elle y restera d'une façon définitive ; elle deviendra irréductible et nous verrons plus loin que l'irréductibilité est un des grands caractères cliniques de la cystocèle.

En 1857 Nélaton ajoute l'effort à ces causes productrices. Pour Jaboulay l'effort intervient de la façon suivante : La vessie est pleine et distendue et ses parois ont perdu leur contractilité. Au moment de la miction le patient s'efforce de suppléer au défaut de contraction de sa vessie par ses muscles abdominaux ; ces muscles pressent fortement sur la tumeur vésicale, dure, résistante, qui tend ainsi à s'engager à travers les orifices de la paroi.

En résumé nous voyons que les conditions qui favorisent, qui produisent la cystocèle inguinale sont chez l'homme réalisées d'une façon parfaite par l'hypertrophie de la prostate. Le rétrécissement uréthral les réalise aussi mais seulement à ses dernières périodes.

A côté de ces conditions primordiales viennent se grouper des conditions accessoires. Nous ne dirons rien du relâchement de la paroi abdominale qui intervient ici comme dans toute autre espèce de hernie. Nous étudierons plus longuement le rôle du lipome prévésical auquel Monod et Delagenière font jouer un si grand rôle. Pour ces auteurs la dilatation n'est pas suffisante pour que la vessie fasse hernie, l'effort même ne peut produire la cystocèle que si la vessie est fixe et maintenue à l'anneau inguinal. C'est cette condition que remplit le lipome herniaire et cela de la façon suivante : Sous l'influence des efforts la graisse s'accumule « dans les points où la compression sera moindre c'est-à-dire précisément au niveau des fossettes inguinales » ; elle pénètre alors dans le canal inguinal et entraîne dans son mouvement en avant la vessie à laquelle elle est intimement fixée. Le lipome herniaire se rencontre en effet dans un grand nombre de cas surtout depuis que l'attention a été attirée sur lui ; son influence semble également très réelle sur la production des cystocèles, mais le rôle qu'il joue n'est pas compris par tous les auteurs de la même façon. Pour Jaboulay et Villard le lipome est bien loin d'être un agent fixateur, au contraire il devient un agent de glissement en favorisant le décollement du péritoine des faces latérales et du sommet de la vessie. L'organe perd ainsi le moyen de fixité qu'il tient du péritoine et sa mobilité est augmentée d'autant. La couche graisseuse peut, il est vrai, être une amorce mais seulement « parce qu'elle substitue à un plan de tissu résistant, un tissu mou facilement dépressible ». Imbert avec Thiriar et Hedrich n'attribuent pas au lipome une importance plus grande et cela parce que sa présence est bien loin d'être constante et qu'on le rencontre souvent dans des hernies autres que celles de la vessie.

Telles sont les conditions qui engendrent la cystocèle, voyons maintenant quel est le mécanisme spécial à chacune des variétés anatomiques.

A) Cystocèle extrapéritonéale. — Ce sont là évidemment des hernies qui dépendent de la distension vésicale et des causes qui peuvent l'engendrer. Le prostatisme en est le fait essentiel ; il réalise en effet toutes les conditions principales : dilatation, altération des parois, efforts nécessaires à la miction, affaiblissement de la contractilité.

Ici le péritoine a subi le mouvement d'ascension du globe vésical et laissé à découvert une surface largement dépourvue de séreuse qui se met en contact constant avec l'anneau inguinal et finit par s'y engager. Le plus souvent la cystocèle extrapéritonéale est peu volumineuse, cependant on en a vu de très grosses ; c'est qu'alors le péritoine, à la faveur de la couche graisseuse, avait complètement glissé sur le globe vésical et n'avait pas été entraîné.

Les cystocèles extrapéritonéales sont le type des cystocèles primitives.

B) Cystocèle parapéritonéale. — Une question intéressante et diversement résolue par les auteurs se pose ici : La vessie s'est-elle herniée la première, entraînant à sa suite un diverticule péritonéal dans lequel est descendu de l'intestin, ou, au contraire, la cystocèle n'est-elle pas due à l'entraînement progressif du globe vésical par le péritoine en continuité avec le sac ? A la première manière de voir se rallient Monod et Delagenière. Pour eux la cystocèle est toujours *primitive* ; le lipome préherniaire est le premier en date, la vessie le suit dans le trajet inguinal et le péritoine et l'intestin ne viennent que plus tard entraînés par la vessie. Cette opinion a rencontré de nombreux contradicteurs : Krœnlein, Leroux, Péguet, Prevat, Duret qui a soutenu la possibilité de la hernie secondaire c'est-à-dire de la hernie par glissement de Verdier. Imbert dit se ranger aux idées anciennement exprimées par Verdier. Pour lui la cystocèle quelle qu'en soit la variété n'est pas toujours primitive ainsi que le veulent Monod et Delagenière. Il semble impossible à cet auteur que si la vessie s'engage la première dans le trajet elle puisse arriver à se constituer un sac séreux complet, à devenir une hernie intrapéritonéale et d'ailleurs la production de cystocèles opératoires ne vient-elle pas expliquer et confirmer la théorie de la cystocèle secondaire ? Jaboulay se rattache d'autant mieux à l'opinion ancienne que dans les cas de hernies vésicales parapéritonéales on a presque toujours affaire à une entérocèle volumineuse, la hernie vésicale étant peu prononcée, souvent réduite à un prolongement minime accolé, au voisinage du collet, à la partie interne et postérieure du sac.

Certaines observations sont typiques à cet égard ; telle est celle de Thiriar qui se trouva en présence d'une hernie énorme de presque tout l'intestin grêle, du cœcum et de l'appendice et où il y avait seulement à la partie interne de l'anneau une partie minime de vessie herniée. Il semble bien que si la cystocèle était primitive c'est le contraire qu'on devrait observer.

En résumé, la cystocèle parapéritonéale est, dans la majorité des cas, une cystocèle secondaire, *par glissement*, le mécanisme invoqué par Monod et Delagenière restant l'exception.

C) Cystocèle intrapéritonéale (Cystocèle par bascule). — Cette variété a été étudiée par Duret et surtout Krœnlein et Leroux.

Leroux a observé un cas dans lequel la vessie avait été entraînée par des adhérences fixées à son sommet, adhérences qui en tirant sur le sommet de l'organe l'avaient fait basculer dans le sac. Pour lui la cystocèle intrapéritonéale est toujours le résultat d'un mouvement de bascule de la vessie entraînée par des brides qui l'unissent au péritoine du sac de l'entérocèle. Malheureusement pour cette théorie si séduisante il existe un grand nombre de faits dans lesquels la vessie n'avait contracté aucune adhérence; tel est celui de Krœnlein dans lequel les anses intestinales furent réduites sans aucune difficulté. La théorie de Leroux bien que vraie dans certains cas ne saurait donc être généralisée. Verdier et beaucoup d'auteurs avec lui admettent qu'ici aussi la vessie et le péritoine vésical sortent par glissement entre le sac et l'anneau. C'est là un mécanisme qui, s'il explique merveilleusement les cas de cystocèles parapéritonéales est difficile à appliquer aux hernies parapéritonéales de la vessie.

Pour Jaboulay, et sa manière de voir est des plus plausibles, il faut voir là un phénomène en rapport avec la disposition de la séreuse sur le globe vésical. Le péritoine, surtout quand il existe autour de la vessie du tissu adipeux, se sépare facilement de l'organe sauf cependant au niveau de l'ouraque où l'adhérence est très grande. Le mécanisme est alors le suivant :

Une entérocèle existe d'abord et par son accroissement entraîne le péritoine voisin. Si la vessie est modérément distendue et si l'anneau est petit, la traction aura pour effet de produire une variété parapéritonéale ; mais si le globe vésical est très élevé et l'anneau très large, la traction va s'exercer sur le sommet de l'organe auquel le péritoine reste adhérent. La séreuse tire l'extrémité vésicale comme le ferait une adhérence, détermine le mouvement de bascule qui se produit d'autant plus facilement que l'organe est plus étendue dans le sens de la hauteur et la vessie descend ainsi dans le trajet inguinal entièrement coiffée de son péritoine ; la cystocèle intrapéritonéale est constituée.

Mais encore une fois, que la cystocèle soit primitive ou secondaire, que sa variété anatomique soit telle ou telle, qu'elle se fasse par le mécanisme de glissement ou de bascule, les causes primordiales sont la distension permanente de l'organe, et l'affaiblissement de contractilité de sa paroi. A ces causes primordiales s'ajoutent des causes secondaires : l'effort, la faiblesse de la paroi abdominale et surtout le lipome préherniaire.

II. Chez la femme.

La pathogénie est un peu différente ; cependant toutes les affections qui déterminent les deux conditions essentielles de dilatation permanente et de défaut de contractilité peuvent provoquer chez la femme la cystocèle inguinale.

Le plus souvent ces deux conditions sont réalisées par l'état de grossesse, pendant les derniers mois surtout. A cette époque l'utérus considérablement augmenté de volume oblige la vessie à se loger où elle peut dans la cavité abdominale ; de plus l'engagement de la partie fœtale vient la comprimer ainsi que l'urèthre et il en résulte une dilatation consécutive. La vessie est maintenant en contact prolongé avec les orifices herniaires et l'on comprend qu'elle pourra s'y engager d'autant plus facilement que souvent se rencontrera là un sac herniaire inhabité par suite du soulèvement de la masse intestinale. Dans plusieurs des cas publiés il s'agit de femmes âgées ayant eu plusieurs grossesses ; celui de Raymond est particulièrement intéressant ; il a trait à une femme de 38 ans qui présentait, depuis l'âge de deux ans, une hernie inguinale congénitale. A la suite d'une couche elle a éprouvé de vives douleurs au niveau de la hernie qui depuis lors cessa de se réduire complètement. Il est probable que dans ce cas c'est à la suite de la grossesse que la vessie est venue s'engager dans le sac herniaire préexistant et déshabité.

Toute tumeur autre que la grossesse qui apporte un trouble à la miction peut agir de même. L'observation de Lejars a trait à une femme de 39 ans atteinte de hernie inguinale droite étranglée ; on délimitait sous la peau, au-dessus du pubis, une masse dure, arrondie qui n'était autre qu'un fibrome du fond de l'utérus. Dans ce cas la trompe accompagnait la vessie. En résumé seule la cause initiale qui produit les lésions vésicales diffère d'avec l'homme.

SYMPTOMES

« On assigne depuis Verdier une riche symptomatologie aux hernies de la vessie ; en pratique il est rare
qu'elle se retrouve avec tous ses traits. Chez tel malade
qu'on cite, le diagnostic s'est fait et devait se faire ;
ailleurs, on avait prévu, ou du moins on soupçonnait la
présence de la vessie ; presque toujours, il faut bien le
dire, c'est une trouvaille opératoire, une surprise. »
(Lejars.)

Le tableau clinique auquel donne lieu la cystocèle,
est en effet des plus variables et il est d'autant plus net
que les signes fournis par la vessie ne sont pas mas-
qués, mis au second plan par ceux qui proviennent de
la hernie intestinale souvent concomitante.

Nous allons essayer de mettre en lumière les princi-

paux symptômes de l'affection et nous nous efforcerons
de montrer que seule une analyse minutieuse des symptômes, tant physiques que fonctionnels, peut mettre sur
la voie du diagnostic.

D'abord on constate l'existence d'une tumeur que
rien à la vue ne différencie la plupart du temps d'une
tumeur due à une hernie de l'intestin.

L'apparition a été lente, la hernie s'est développée
petit à petit, n'occasionnant que peu de troubles et c'est
seulement après des mois, des années, qu'elle attire
par ses manifestations douloureuses ou autres, l'attention du malade. Parfois cependant, à l'occasion d'un
effort violent elle apparaît brusquement et s'accompagne immédiatement de phénomènes douloureux ;
parfois aussi, et c'est le cas d'un des malades dont
nous rapportons l'observation, le patient a constaté
que sa hernie subit des modifications de volume en
rapport avec l'état de plénitude ou de vacuité de sa
vessie. N'a-t-il pas uriné depuis longtemps, sa tumeur
est volumineuse, dure, tendue, douloureuse ; urine-t-il,
elle s'efface plus ou moins complètement.

Chez d'autres malades, elle varie suivant la position,
disparaissant lorsqu'ils sont couchés et réapparaissant
dans la station debout. Mais si certains malades ont
noté ces phénomènes, bien peu attirent sur eux, avant
l'opération, l'attention du chirurgien. Il est des cas où
la tumeur herniaire était nettement fluctuante.

Plus importants sont les signes objectifs fournis par
la hernie. En effet, elle est presque toujours irréductible ou seulement partiellement réductible lorsqu'elle

s'accompagne d'entérocèle, alors que la hernie intestinale a cédé au taxis, il reste quelque chose en dedans
et en arrière du sac, quelque chose de mat,« de mollasse,
d'épais, de douloureux, qu'on sent jusqu'à l'anneau. »

Enfin, caractères corrélatifs de l'irréductibilité, il n'y
a pas d'expansion par la toux et pendant les efforts.
Petit dans son observation rapportée par Verdier, avait
noté de la transparence ; toutes les autres observations
sont muettes sur ce signe.

Le toucher rectal peut donner des renseignements
précieux, lorsqu'il montre une prostate volumineuse,
déformée et entraînée du côté correspondant à la hernie.
On a signalé également une tension douloureuse avec
rétraction du périnée, mais ce signe auquel Leroux,
d'après Verneuil, attache une importance très grande
ne peut se montrer que dans les cystocèles très volumineuses, seules susceptibles d'exercer des tractions
sur le plancher pelvien.

Quant au cathétérisme, il donne, disent les auteurs,
beaucoup moins de renseignements qu'on ne serait tenté
de le supposer ; l'avis de notre maître est différent, et
pour lui, si le cathétérisme était pratiqué avant chaque
opération, il ferait faire le plus souvent au chirurgien
un diagnostic exact.

Aue, Monod et Delagenière n'ont pu, il est vrai, faire
passer une injection dans la portion herniée qu'après un
large débridement, mais ces cas n'en restent pas moins
une exception ; on ne cite pas tous les cas, et ils sont la
majorité, dans lesquels la communication aurait pu se
faire ; nous n'en voulons pour preuve que le fait, cons-

taté dans nombre d'observation, des malades ayant remarqué que leur tumeur diminuait ou disparaissait avec la miction. Il est bien évident que chez eux, tout au moins, les doutes auraient été levés par le cathétérisme qui reste ainsi un des principaux moyens de diagnostic.

La ponction exploratrice avec la seringue de Pravaz a été conseillée par Péquet ; mais outre que c'est une méthode qui, par la blessure possible de l'intestin n'est pas exempte de danger, c'est un procédé de peu de valeur. La ponction pratiquée une fois par Imbert chez un homme qu'il croyait atteint d'hématocèle enkystée du cordon a seulement donné issue à une petite quantité de liquide d'odeur fétide ne rappelant nullement l'urine.

Dans certaines observations, on note l'existence de varicocèle, d'hydrocèle ; c'est là seulement une simple coïncidence ; d'ailleurs bien loin d'éclairer le diagnostic ces affections concomitantes ne servent qu'à l'égarer.

Abordons maintenant les signes fonctionnels dont plusieurs sont d'un secours précieux.

Les douleurs offrent peu de renseignements, assez souvent ce sont des douleurs vagues, lombaires, abdominales ou au niveau de la hernie. Bourbon en décrit deux sortes : celles qui partent de la tumeur et s'irradient à l'abdomen et celles plus caractéristiques qui se montrent sous forme de coliques survenant deux heures après le repas et qui sont calmées par la position horizontale ou la miction.

Le caractère des urines n'est pas d'un grand secours ;

elles peuvent être troubles, sanguinolentes, mais ce ne sont point là des caractères propres à la cystocèle.

Beaucoup plus importants sont les *troubles de la miction*. La miction type est la *miction en deux temps* : dans un premier temps le patient évacue l'urine de sa vessie, dans un deuxième temps il évacue, naturellement ou en le comprimant, le contenu de sa hernie. Constaét ce phénomène entraîne le diagnostic ; malheureusement il est rare.

Le plus souvent on trouve seulement des mictions plus fréquentes dues à la cystite, parfois des incontinences ou des rétentions passagères. Pour uriner, le malade est parfois obligé de prendre les positions les plus bizarres ; tel est le cas, cité par Justo, d'un homme qui n'arrivait à vider sa vessie que couché et qui plus tard, atteint d'une rétention subite, ne parvint à conjurer la crise qu'en se tenant suspendu par les jambes au pied de son lit. A première vue on serait tenté d'accepter comme signe de certitude le fait que le malade n'arrive à uriner qu'en pressant sur sa tumeur si Privat ne rapportait dans sa thèse l'observation d'un malade du service de M. Schwartz qui présentait nettement ce signe et qui cependant, à l'opération, ne fut trouvé porteur d'aucune cystocèle.

En somme, ainsi que nous le voyons au cours de ce rapide exposé, ce n'est que fort rarement que l'on rencontre les signes pathognomoniques de l'affection ; le plus souvent les phénomènes observés sont banaux et se rapportent aussi bien aux troubles produits par une entérocèle, une épiplocèle qu'à ceux d'une hernie vési-

cale. Cela ne veut pas dire qu'il ne faut pas pousser
aussi loin que possible l'analyse des divers symptômes
qui par leur groupement peuvent mettre sur la voie du
diagnostic. Enfin il est hors de doute que le cathétérisme pratiqué au moment de l'opération donnerait le
plus souvent des résultats positifs.

PRONOSTIC ET COMPLICATIONS

La cystocèle comporte en elle-même un pronostic bénin. Pendant des années, elle peut évoluer sans donner naissance à des symptômes graves ; cependant elle peut présenter des complications qui font qu'il y a toujours intérêt à en débarrasser le malade.

Les adhérences qui s'établissent rendent rapidement la cystocèle irréductible ; mais l'irréductibilité n'est pas à proprement parler une complication puisqu'elle est la règle ; le diverticule peut être envahi par des calculs ; la muqueuse sous l'influence de la stagnation de l'urine peut s'enflammer et donner naissance à des lésions ascendantes dont l'urémie peut être le terme. Piquet en raison des lésions rénales et de l'urémie regarde comme très grave et très sombre le pronostic de la cystocèle ; mais avec Imbert nous pensons que si la cystocèle peut contribuer à l'aggravation des lésions préexistantes, il paraît exceptionnel qu'elle puisse les produire.

Il semble résulter de l'étude des observations que l'étranglement s'observe fréquemment dans les cas d'entéro-cystocèle ; il est probable en effet que la vessie très distendue exerce une compression fâcheuse sur l'intestin, mais par contre « les accidents d'étranglement une fois établis suivent le plus souvent une marche lente. Il est possible que la vessie constitue comme une sorte de coussin qui tout en diminuant le calibre de l'anneau répartisse sur une très large surface et atténue par conséquent les effets d'une compression trop localisée » (Imbert).

Les phénomènes propres à l'étranglement ou plutôt à l'engouement (Berger) sont connus depuis longtemps. Sue le premier en a publié un exemple et J.-L. Petit a essayé de les grouper et d'établir leur caractère ; mais bien que l'existence des accidents paraisse hors de doute, ils ne présentent pas une physionomie bien nette. En pareil cas il n'y a le plus souvent pas d'interruption des évacuations gazeuses et du cours des matières ; les signes fonctionnels qu'on observe : douleurs, hoquet, vomissements, disparaissent quand la vessie est complètement évacuée. Parfois cependant il est des cas dans lesquels les phénomènes simulent absolument l'étranglement intestinal et où l'opération permit d'affirmer qu'il n'existait dans la hernie aucune anse intestinale étranglée.

Hermès en 1897 a publié deux faits de cet ordre.

DIAGNOSTIC

Nous avons vu, en étudiant la symptomatologie de
la cystocèle, quelles difficultés entourent le plus souvent le diagnostic préopératoire. Il nous reste à nous
occuper des cas dans lesquels le chirurgien se trouve
en présence de la vessie herniée au cours d'une kélo-
tomie et de ceux plus rares dans lesquels la vessie a été
ouverte ou ligaturée comme un sac sans être reconnue.
A vrai dire le diagnostic préopératoire importerait peu.
« Le point capital n'est point d'établir le diagnostic
avant l'opération, c'est de le reconnaître au cours d'une
cure radicale » (Bourbon).

Et Privat ajoute qu'il existe des signes de certitude
qui permettent ce diagnostic.

Et d'abord au cours d'une intervention le chirurgien
se trouve en présence soit d'une hernie vésicale extrapéritonéale, parapéritonéale ou intrapéritonéale :

Dans le premier cas le bistouri rencontre d'abord le
lipome, lorsqu'il existe, et qui peut être pris pour de l'épiploon engagé dans l'anneau et plus ou moins tassé au-

devant de la hernie. On divise le plus souvent ces couches lamelleuses considérées comme un sac adventice et on arrive sur la vessie dont les parois minces donnent le plus souvent l'illusion d'un sac péritonéal.

Dans le deuxième cas les choses se passent d'une façon différente ; après réduction, au moment de la dissection du sac, on éprouve des difficultés en abordant la région postérieure et interne qui semble épaissie et on parvient à isoler un second sac que l'on prend pour un deuxième sac accolé au premier. Enfin quand on a affaire à une hernie intrapéritonéale on croit également à un deuxième sac inclus dans le premier.

Dans chacun de ces cas, comme on le voit, l'opération de cure radicale d'entérocèle ne se présente pas avec ses caractères coutumiers et c'est là un point important qui doit attirer l'attention sur la possibilité d'une hernie vésicale. Quels sont donc, maintenant que nous avons vu comment les choses se présentent, les signes qui permettent d'affirmer que c'est bien la vessie que l'on a devant soi ? C'est tout d'abord *le lipome préherniaire* que l'on rencontre fort souvent au-devant des hernies vésicales, surtout des hernies primitives, extrapéritonéales. Le lipome se présente avec les caractères que nous lui avons décrits plus haut et sur lesquels nous ne reviendrons pas ; plus ou moins adhérent, plus ou moins épais, il est parfois très vasculaire. Sa présence n'implique pas forcément une cystocèle ; son absence n'élimine pas une hernie vésicale non plus ; mais sa constatation n'en a pas moins une grande importance ; c'est un puissant avertissement.

Saletcheff pour savoir si on a affaire à la vessie conseille de faire glisser les deux feuillets entre les doigts ; c'est un signe dont nous ne saisissons pas la valeur car rien ne prouve qu'il ne s'agit pas d'un sac péritonéal.

Parfois la présence de *faisceaux musculaires* entrecroisés sur le sac fait reconnaître la vessie. Le meilleur moyen de se tirer d'embarras est le cathétérisme qui fait disparaître la tumeur. Dans des cas plus rares la sonde rigide trouve son chemin, pénètre dans la poche suspecte où elle est sentie par le doigt. Enfin si ces divers procédés restent négatifs, recourir à l'injection de liquide dans la vessie ; cependant se souvenant des cas de Aue, Monod et Delagenière, le chirurgien sera parfois obligé de débrider l'anneau pour établir la communication des deux poches. Enfin si par extraordinaire aucun de ces procédés ne donne de résultat on devra, ainsi que l'a fait Postempski, débrider largement et suivre le sac qui se dirige vers le pubis, vers la prostate, et ses connexions avec la vessie pourront alors être établies d'une façon certaine. On pourra se trouver amené ainsi à faire une hernie-laparotomie que recommandent du reste Hedrich, Berger.

En résumé un grand nombre de moyens sont à la disposition du chirurgien pour s'assurer qu'il se trouve en présence de la vessie. Hedrich pense qu'on peut toujours, malgré des difficultés réelles, arriver au diagnostic lorsqu'on se méfie.

Quand la vessie a été ouverte accidentellement, soit par incision, soit par déchirure des parois amincies, il s'écoule le plus souvent une quantité assez grande de liquide généralement caractéristique.

Parfois cependant on méconnaît l'origine vésicale du liquide qu'on attribue à un kyste haut situé du cordon. A ce moment l'aspect spécial de la muqueuse peut faire faire le diagnostic.

Enfin les cas sont nombreux dans lesquels la cystocèle a été méconnue au cours de l'opération et ses parois déchirées ou comprises dans la ligature et excisées. (Cas de Berger, Demoulin, Reverdin.) A son réveil le malade se plaint de douleurs vives dans la vessie, de mictions fréquentes, en un mot d'accidents de cystite. Parfois le diagnostic se fait quelques jours après lorsqu'on constate une hématurie plus ou moins abondante en même temps que l'écoulement d'urine par la fistule qui ne tarde pas à s'établir si la ligature n'a pas tenu ce qui est le cas le plus fréquent.

Il nous reste à examiner la possibilité d'une des complications que nous avons précédemment signalées. Le eathétérisme que l'on pratique toujours, dit Imbert, dans les cas où l'attention est attirée sur l'appareil urinaire renseignera d'ordinaire sur la présence d'un calcul. On devra établir aussi les rapports de la cystocèle et de l'entérocèle et en cas d'étranglement, faire le départ des accidents provoqués par chacun des deux organes herniés. Enfin on devra s'assurer s'il existe des complications urinaires ; c'est là un point capital, nous verrons de quel poids il pèse dans la balance des indications. Ces renseignements nous seront fournis par l'examen approfondi du rein, de la prostate, de l'urèthre et des urines.

TRAITEMENT

La cystocèle est le plus souvent irréductible, douloureuse, difficile à contenir par les bandages et peut se
compliquer à un moment donné d'accidents graves.

Tous ces caractères dans n'importe quelle classe de
hernies commandent l'intervention sanglante à laquelle
la cystocèle n'échappe pas non plus. Tous les auteurs qui
se sont occupés de la question sont de cet avis : Rabineau, Thiriar, etc. Bourbon repousse le bandage d'une
façon absolue sauf chez les malades très âgés et chez
ceux dont l'état général est grave. Monod et Delagenière disent que le diagnostic précis n'est pas indispen-
sable et que « toute hernie douloureuse, irréductible,
incoercible ou dont le diagnostic du contenu aura laissé
quelques doutes doit être opérée le plus tôt possible. »

Imbert dit de même : « Dans le cas d'entérocèle suppo-
sée se compliquer de cystocèle, l'entérocèle commande
l'intervention opératoire, la complication vésicale l'ac-
centue encore. » Il est bien évident que si une complication quelconque, et l'étranglement en particulier,

vient menacer la vie du malade, l'indication opératoire n'en est que plus formellement posée et pressante.

Maintenant que nous connaissons les conditions qui commandent l'intervention, voyons celles qui la contre-indiquent.

De l'avis de tous *l'âge très avancé* est une contre-indication formelle et cela surtout s'il s'agit de vieillards déprimés qui ne pourraient faire les frais de l'opération. Le mauvais état général, la cachexie sont aussi une contre-indication absolue.

Mais une question beaucoup plus complexe et difficile à résoudre se pose : Doit-on opérer un malade qui présente des complications urinaires ?

Il est certain que les lésions de l'appareil urinaire assombrissent profondément le pronostic opératoire ; « les morts brusques chez les urinaires sont aujourd'hui bien connues et les décès, opératoires ou non, signalés par de Larabie, Duplay, Jaboulay et Villard en sont une preuve » (Lejars).

Imbert fait le départ des accidents inhérents aux lésions vésicales et aux lésions rénales... En principe, dit-il, les lésions vésicales ne doivent pas être une contre-indication. Cependant quand elles sont trop marquées chez de vieux prostatiques infectés depuis longtemps, elles obligent le chirurgien à retarder l'opération ou du moins à la préparer par les moyens que nous verrons plus loin. Par contre les lésions rénales profondes, surtout celles de pyélo-néphrite si fréquentes chez les vieux urinaires paraissent à Imbert devoir constituer une contre-indication absolue et cependant,

dit-il, on n'oubliera pas le cas de Leroux dans lequel la
mort a été due à une compression des uretères. Il est
vrai que dans ce cas, l'hydronéphrose faisait supposer la
compression et l'intervention immédiate s'était imposée.
Enfin le doute est encore accru du fait que les lésions
urinaires, aggravées par les conditions mécaniques
fâcheuses dans lesquelles se trouve la vessie, disparaissent après l'opération.

Ici, comme dans tout ce qui est médecine d'ailleurs,
ce n'est pas tant la maladie en elle-même qui règle la
conduite du praticien, que les données particulières
inhérentes au malade et qui varient avec tel ou tel.

Si les contre-indications l'emportent, on se conten-
tera du traitement palliatif : port d'un bandage à pelote
concave qui s'oppose au développement de la tumeur ;
mais comme le bandage est souvent mal supporté, Hedrich propose de le remplacer par un suspensoir ou
une ceinture avec poche.

Si au contraire on se décide pour l'intervention sanglante, à quel procédé avoir recours ? Plusieurs s'offrent en effet au chirurgien ; c'est à lui, écartant tout
procédé systématique, de conformer son traitement au
but qu'il se propose et au cas qu'il rencontre. Imbert
dit avec un grand bon sens « qu'il ne faut point mettre
les procédés en opposition et se décider en principe
pour tel ou tel ». Parmi ces procédés, l'un consiste en la
réduction pure et simple, dans l'autre on n'opère la réduction qu'après excision d'une portion plus ou moins
considérable de l'organe ; dans le troisième enfin on

fixe les lèvres des parois de l'organe ouvert à la plaie cutanée.

Monod et Delagenière se sont faits les défenseurs de l'excision d'une portion vésicale, d'après ces auteurs le traitement doit en effet remédier à *l'état de dilatation;* en outre supprimer le lipome herniaire pour éviter la récidive et fermer l'anneau. Imbert (et nous nous rallions pleinement à son opinion) trouve le premier terme pour le moins superflu et « la distension lorsqu'elle existe sera traitée par les moyens ordinaires plus sûrement que par excision. »

D'ailleurs Delagenière lui-même paraît disposé à revenir sur son opinion, ayant observé un cas dans lequel les accidents disparurent sans résection bien que la vessie fût dilatée. Rabineau conclut lui aussi à la résection; mais son manuel opératoire diffère un peu de celui de Monod et Delagenière.

Guelliot en est partisan ; Bourbon l'admet quand il s'agit de vessies très adhérentes, Hedrich ne la propose qu'au cas de hernie irréductible ; Demoulin dit : lorsque la vessie est saine il faut la réduire, mais quand la paroi est très amincie, lorsqu'elle est sphacélée, lorsqu'en un mot elle est susceptible de se déchirer spontanément et de donner lieu à des accidents redoutables, il faut extirper la portion malade. Piquet, exposant la pratique de Sebileau, se fait le défenseur de la fixation des parois vésicales à la plaie cutanée lorsque la vessie est altérée. Ce procédé aurait l'avantage, dit-il, de faire contracter des adhérences à la vessie et de mettre un obstacle à la récidive. En somme il faut être éclectique et faire la réduction simple lorsque la vessie n'est pas altérée ; exciser, suturer et réduire au cas où la vessie présente une partie malade.

Si le chirurgien ne doit faire l'excision que lorsqu'elle a une réelle utilité, c'est que, malgré l'opinion de Monod et Delagenière, les plaies de la vessie ne sont pas toujours inoffensives. Il est bien vrai que l'infiltration d'urine est rare à la suite des plaies opératoires de la vessie et n'est par conséquent pas à craindre ; mais Lejars compte 6 morts sur les 20 cas qu'il rapporte et la statistique de Demoulin en contient 8. Il est exact que l'on y trouve comme cause de mort, le shok, la congestion pulmonaire, l'urémie que l'on pourrait cependant faire rentrer en ligne de compte puisque, dit Demoulin, la fin des malades a été hâtée par l'opération.

Néanmoins ces cas étant éliminés il n'en reste pas moins une mortalité de 25 0/0 et c'est là une constatation qui doit rendre prudent.

De plus, la suture peut céder, une fistule urinaire s'établit qui peut durer fort longtemps et même rester permanente et notre conclusion sera celle d'Imbert : « ne jamais inciser la vessie que lorsqu'il y aura une réelle utilité à le faire. »

Quand la vessie est ouverte accidentellement, la suture s'impose, suture en trois plans, de la muqueuse par des points très rapprochés, du muscle vésical, et suture embrassant le muscle et le lipome. L'important, comme le fait remarquer Lejars, est de faire une bonne suture et en un bon tissu.

Mais si la hernie vésicale n'est reconnue que le lendemain ou plus tard, dénoncée par l'hématurie ou l'écoulement de l'urine par la plaie, que faire ? Faut-il faire une laparotomie et se lancer à la recherche de la vessie pour la suturer comme on l'a conseillé ? Les faits cités par Demoulin condamnent cette pratique. Il vaut mieux désunir la place extérieure, enlever toutes les sutures superficielles et profondes et tamponner le trajet ainsi ouvert de nouveau.

Il se produira une fistule urinaire dont le pronostic est favorable. On n'aurait recours à la laparotomie que si l'urine s'était épanchée dans la cavité péritonéale en donnant lieu à des accidents graves.

Et maintenant comment nous comporterons-nous envers le trajet herniaire ? Devons-nous le laisser ouvert ?

Berger établit une distinction : si c'est la face dépourvue de péritoine qui a été blessée, on peut tenter la cure radicale ; si c'est la surface recouverte de péritoine, la crainte de voir survenir un épanchement d'urine dans le péritoine doit engager le chirurgien à tamponner la plaie extérieure, à ne pas tenter la cure radicale après réduction de la vessie suturée ; cependant Lauz, Postempski et Curtis ont obtenu la guérison en pratiquant la réunion immédiate.

Enfin l'opération pratiquée, il faut mettre une sonde à demeure ; mieux que le cathétérisme que conseillent Monod et Delagenière, elle assure à l'organe le repos nécessaire à sa réparation.

On peut avoir également à traiter les complications

de la cystocèle. La présence d'un calcul est une éventualité que l'on peut avoir à envisager.

Faut-il dans ce cas faire une *taille inguinale* pour ainsi dire et suturer l'incision pratiquée dans le but d'extraire la pierre ? Oui, mais seulement quand il y aura impossibilité absolue à faire rentrer le ou les calculs dans la grande cavité vésicale et alors on interviendrait dans un second temps par la lithrotritie.

Contre l'étranglement de la vessie et de l'intestin on pratiquera le débridement et suivant l'état des organes étranglés la réduction simple ou la réduction avec excision.

En outre il faudra souvent, quand le diagnostic aura été posé avant l'intervention, instituer un *traitement préopératoire*.

Contre la cystite (mictions fréquentes, urines purulentes) Monod et Delagenière recommandent le borate de soude. Imbert dit que l'on se trouvera mieux de suivre la pratique de Necker et de pratiquer quelques jours avant l'opération des lavages au nitrate d'argent à 1/100 ou 1/500 en s'efforçant de faire pénétrer la solution dans la partie herniée.

CONCLUSIONS

I. Tout en restant une affection relativement rare, la cystocèle inguinale a été, pendant ces dernières années, fréquemment rencontrée au cours des cures radicales de hernies. De plus elle passe presque toujours inaperçue.

II. Dans l'immense majorité des cas on l'observe chez l'homme et presque toujours chez des sujets âgés.

III. Le diagnostic préopératoire est rarement posé ; il existe cependant parfois des signes fonctionnels importants : miction en deux temps, variation de volume en rapport avec les mictions. Aucun d'eux cependant n'est pathognomonique.

IV. La présence du lipome prévésical doit toujours attirer l'attention sur la possibilité d'une cystocèle inguinale.

V. La distension du sac par une injection vésicale lève-
rait souvent le doute. Elle aurait en effet entraîné le
diagnostic dans tous les cas, si nombreux, où le volume
de la tumeur variait suivant l'état de plénitude ou de
vacuité de la vessie.

VI. Quand au cours de l'opération on tombe sur un
sac mince, transparent, contenant une certaine quantité
de liquide, et qui plonge dans le petit bassin, on se
trouve en présence d'une cystocèle dans la majorité des
cas.

VII. Le pronostic n'est pas grave et la blessure de la
vessie n'a pas de conséquences fâcheuses.

VIII. Quand rien ne le contre-indique, le traitement
de choix est l'intervention sanglante avec réduction pure
et simple de la vessie, après suture si elle a été ouverte
accidentellement.

La résection d'une portion des parois ayant pour but
de s'opposer à la récidive en diminuant les dimensions
anormales de la vessie ne s'impose pas comme on l'a
prétendu.

IX. On aura seulement recours à la résection des
parois lorsque celles-ci seront trop altérées pour permettre une bonne suture, ce qui est un fait rare.

X. Les fistules qui se produisent parfois après l'opération ont une tendance naturelle à la guérison. On n'a jamais observé d'infiltration d'urine consécutive.

Ces données contre-indiquent la laparotomie faite dans le but de suturer le globe vésical.

OBSERVATIONS

Observation I (Résumée).

Bœckel in Hedrich, *Gazette de Strasbourg*, 1899.

Homme de 55 ans, porteur depuis cinq ans d'une tumeur
inguinale gauche. Depuis un an la hernie est irréductible ; elle
atteint le volume des deux poings et n'est pas modifiée par la
miction qui est également normale. Elle s'accompagne seulement de quelques douleurs dans le bas-ventre.

Opération : On trouve dans le sac le cæcum et l'iléon qu'on
réduit puis on arrive sur un deuxième sac qu'on pense être la
vessie. Les injections vésicales ne pénètrent dans la hernie
qu'après un large débridement. On opère la réduction et la guérison se fait en six semaines.

Observation II (Résumée

Bœckel *in* Hedrich, *Gazette de Strasbourg*, 1899.

Homme de 69 ans. Porteur d'une hernie inguinale gauche
dont le début remonte à 2 ans. La tumeur grosse comme une

petite pomme, d'abord facilement contenue devient irreductible après un effort. Il y a des symptômes d'étranglement : Vomissements bilieux, pas de selles.

Opération : On trouve une anse grêle qui est réduite. On ligature et excise par erreur une portion de la vessie herniée avec l'intestin. L'erreur reconnue on fait une suture vésicale et l'on réduit. Mort en 48 heures avec anurie ; à l'autopsie on trouve l'anse grêle gangrenée.

Observation III (Résumée).

BRODIER *in* thèse de Bourbon, 1892.

Homme de 65 ans. Atteint de hernie inguinale gauche avec cystocèle datant de 47 ans. La tumeur augmente progressivement, elle descend à mi-cuisse, elle est réductible sauf en dedans où l'on sent une masse résistante ; la contention est impossible.

Pour uriner le malade est obligé de soutenir sa hernie pendant qu'une deuxième personne comprime la partie supérieure.

Observation IV (Résumée).

DELAGENIÈRE *in Archives provinciales de Chirurgie*, 1894.

Homme de 51 ans. Atteint de hernie inguinale droite avec cystocèle dont le début remonte à 20 ans. Des accidents urinaires se sont montrés depuis trois ans. Depuis un an la miction est facilitée par une compression exercée sur la tumeur dont le volume atteint celui de deux poings ; elle est douloureuse, fluctuante.

Il se produit des accidents d'étranglement.

Opération: Anse grêle étranglée. Lipome renfermant la vessie. Réduction de la vessie sans résection. Suture des piliers. Les accidents urinaires disparurent plusieurs mois après.

Observation **V**

De Larabie (Société anatomique, 1881).

Hernie gauche, homme de 68 ans. Le début remonte à dix ans et la hernie est survenue à la suite d'un effort; elle augmenta progressivement. Grosse maintenant comme une noix de coco, molle, fluctuante.

Les accidents urinaires datent de quatre mois. Le malade a de la pyélo-néphrite. La compression facilite les mictions qui sont pénibles et fréquentes. Mort rapide due à la pyélo-néphrite.

Observation **VI**

Delorme (Société de chirurgie, 1894).

Hernie inguinale; diagnostic porté: épiplocèle, homme de 47 ans, alcoolique et syphilitique.

La hernie date de quatre ans, apparue après un effort. Grosse comme un œuf de poule, incomplètement réductible.

Depuis quatre mois, arrêt brusque et involontaire des mictions.

Opération. — Epiplocèle. Lipome renfermant la vessie qui est incisée. Suture de la vessie.

Guérison après fistule urinaire. Deux ans après nouvelle intervention, résection d'une portion des parois da la vessie. Guérison prompte.

Observation VII

Demoulin (In *Union médicale*, 1893).

Femme de 63 ans. Hernie ombilicale et hernie inguinale gauche dont le début remonte à sept ans. Les accidents urinaires sont apparus immédiatement. La tumeur s'étrangle.

Opération. — Anse intestinale saine, lipome prévésical. La vessie herniée est liée comme un sac. L'hématurie révèle la blessure de la vessie. Le lendemain, incision hypogastrique, suture à trois plans. La malade meurt de congestion pulmonaire.

Observation VIII

Duchaussoy (Société anatomique, 1853).

Hernie droite chez un homme de 61 ans et datant de cinquante-un ans. Pas d'accidents urinaires. La hernie s'étrangle. La tumeur, sonore en dehors est mate et mollasse en dedans.

Le malade urine plus facilement lorsqu'il soulève ses bourses.

Opération. — Anse grêle qu'on réduit. La vessie est incisée comme un sac.

Le malade meurt le lendemain sans avoir uriné.

Observation IX

Duplay (*In* Demoulin, Union médicale, 1893).

Vieillard à hernie inguinale étranglée.

Opération. — Anse grêle, réduite; incision de la vessie qui n'est pas reconnue. Le malade meurt d'urémie. L'autopsie mon-

tre que la plaie vésicale est extra-péritonéale. Les parois vésicales sont très amincies. Lésions de pyélo-néphrite.

Observation X

Feilchenfeld (*In* thèse de Bourbon, 1892).

Homme de 51 ans, porteur d'une hernie inguinale double.
Opération. — Le diverticule vésical a été pris dans la ligature du collet du sac. Il se fait une fistule qui guérit deux mois
après.

Observation XI

Felizet (Hernie inguinale de l'enfance, 1894).

Enfant de 12 ans ayant une hernie inguinale gauche depuis
neuf ans. La tumeur, grosse comme un œuf de pigeon est réductible sans gargouillement.
Opéraion. — Viscère hernié sans sac. Divers procédés sont
mis en œuvre pour démontrer une cystocèle. Le doute n'est pas
levé mais Felizet pense qu'il s'agit quand même d'une cystocèle.
Le pilier interne de l'anneau inguinal manquait, l'externe
rudimentaire.
Guérison rapide.

Observation XII

Guelliot (Congrès français de chirurgie, 1889. In *Revue
de Chirurgie*).

Hernie inguinale gauche chez un homme de 60 ans, datant
de dix ans. Hernie scrotale en partie sonore, en partie mate.

Pas de troubles vésicaux, seulement quelques coliques. La réduction est incomplète par le taxis.

Opération. — Lipome prévésical. La vessie prise pour un sac est incisée. Suture. Guérison après fistule qui a duré vingt jours.

Observation **XIII**

Guyon (Broca, *In* thèse de Duret, 1883).

Homme de 67 ans ayant depuis quarante-six ans une hernie gauche. Le malade a eu quatre crises d'étranglement guéries par le taxis. Tumeur irréductible assez souple, indolente, sonore; vomissements. Marche lente des accidents d'étranglement.

A l'autopsie on trouve la vessie et 20 cm. d'S iliaque.

L'étranglement était peu serré.

Observation **XIV**

Hédrich (*Gazette de Strasbourg*, 1890).

Homme de 56 ans. Hernie droite et cystocèle datant de 15 ans. Depuis trois ans la tumeur est incomplètement réductible, les mictions sont fréquentes, impérieuses, douloureuses.

La tumeur diminuait après la miction. Accidents d'étranglement : ni selles ni gaz, mais pas de vomissement, il existe un rétrécissement filiforme de l'urèthre.

Opération — On trouve un kyste que l'on extirpe et on réséque des veines thrombosées.

La vessie ouverte accidentellement est suturée à la plaie. Mort par complications indépendantes de l'opération.

Observation XV

IMBERT (*Société anatomique*, 1896).

Homme de 60 ans. Hématocèle vaginale gauche datant de vingt ans. Les accidents urinaires remontent à dix ans, un calcul vésical est diagnostiqué depuis longtemps. Brusquement apparition d'une hernie qui augmente progressivement. La tumeur irréductible, opaque, a le volume du poing. On reconnaît l'existence du calcul vésical. Il y a de légères hématuries, les mictions sont fréquentes avec douleurs à la fin. On fait une ponction de la tumeur qui ramène un liquide fétide ; on l'incise. La mort survient, due à une congestion pulmonaire. A l'autopsie on trouve une très grosse cystocèle extra-péritonéale et qui renferme un gros calcul. L'urètère droit est dans la hernie. Lésions très avancées de pyélo-néphrite.

Observation XVI

JABOULAY et VILLARD (*Lyon médical*, 1895).

Hernie gauche ancienne chez un homme de 60 ans. La hernie s'étrangle. *Opération.* — Sac avec intestin grêle ; derrière le sac grosse masse entourée de tissu cellulaire avec graisse au sommet. Incision de la vessie. Urines purulentes, infiltration consécutive et mort.

Observation XVII

JABOULAY et VILLARD (*Lyon médical*, 1895).

Homme de 70 ans, hernie inguinale droite et cystocèles,

Tumeur du volume d'une tête d'enfant ; derrière elle on sent la prostate volumineuse et déplacée.

Opération. — Réduction de la vessie. Guérison.

Observation XVIII

JABOULAY et VILLARD (*Lyon médical*, 1895)

Homme de 40 ans porteur d'une hernie inguinale gauche irréductible. *Opération.* — Intestin grêle et gros intestin. Hernio-laparotomie. La vessie est ouverte accidentellement. Suture sans résection. Guérison.

Observation XIX

JUNGELGEL *in* LEJARS *Revue de chirurgie*, 1893.

Hernie inguinale droite chez un homme de 33 ans.

Opération. — Sac herniaire vide lipomateux qui n'est autre chose que la vessie. Excision de la paroi, hématurie consécutive et réouverture de la plaie suturée à trois plans.

Guérison en quelques jours après fistule.

Observation XX

KRONLEIN *in* LEROUX (*Revue mensuelle*, 1880.)

Homme de 40 ans avec hernie inguinale gauche apparue il y a quinze ans. Le malade urine plus facilement en comprimant les bourses.

Opération. — Réduction de plusieurs anses grêles. Un deuxième sac est reconnu pour être la vessie. La réduction en est faite.

Mort accidentelle.

A l'autopsie : Vessie flasque, mince, herniée en totalité, l'ouraque est dans le sac.

Observation XXI

Justo *in* Lejars. (*Revue de chirurgie*, 1893).

Homme de 51 ans. Hernie inguinale droite et cystocèle remontant à huit ans. Depuis un an accidents urinaires. La hernie. est survenue après un effort. Impossibilité pour le malade d'uriner dans la position debout.

La pression de la hernie provoque la miction.

Rétention d'urine passagère. Phénomènes d'étranglement qui cessent par le taxis.

Opération. — Derrière le sac, gros peloton graisseux entourant la vessie. Suture à trois plans.

Guérison sans accidents.

Observation XXII

Kummer (*Revue de la Suisse Romande*, 1892).

Garçon de 5 ans. Epiplocèle inguinale gauche datant de trois ans. Augmentation progressive de la tumeur. Retard dans le développement intellectuel et moral. Tumeur mate, facilement réductible, incontinence d'urine.

Opération. — Sac adhérent au canal inguinal, épiploon réséqué. Cystoaèle grosse comme un gros pois. Guérison en quelques semaines sans fistule. Les accidents d'incontinence ne disparaissent que plus tard.

Observation XXIII

LARRE (In *Revue de Hayem*, XLV, p. 254).

Homme de 51 ans. Hernie gauche, en partie réductible, sauf une masse mollasse prise pour de l'épiploon.

Opération. — Le sac est recouvert d'une masse graisseuse. En dehors (?) on trouve la vessie qui est ouverte puis suturée sur deux plans.

Guérison sans accidents.

Observation XXIV

LEJARS (In *Revue de chirurgie*, 1893).

Femme de 39 ans ayant depuis quelques jours une hernie inguinale droite, immédiatement irréductible et douloureuse. Tumeur grose comme un œuf, mate, obscurément fluctuante, irréductible, très douloureuse.

Opération. — On trouve la trompe étranglée par l'anneau, et derrière le sac, la vessie à parois amincies et déchirées accidentellement. Résection et suture. Légère hématurie, fistule urinaire fermée en quatre mois.

Observation XXV

LEROUX (*Revue mensuelle de chirurgie*, 1880).

Homme de 54 ans. Entéro-épiplocèle inguinale droite, néphrite interstitielle. Depuis de longues années, hernie irréductible depuis neuf ans. Grosse comme tête d'adulte, molle, fluctuante au sommet, résistante au pédicule, en partie sonore. Mictions fréquentes et pénibles. Dyspnée d'origine urémique.

Mort par anurie.

A l'autopsie : Cystocèle grosse comme un fœtus à terme et entéro-épiplocèle. Les deux uretères sont dans la vessie. Hydronéphrose double.

Observation **XXVI**

Lucas-Championnière (*Traité de cure radicale
des hernies*, 1892).

Homme de 44 ans. Epiplocèle gauche datant de onze ans et du volume d'une noix ; influencée par la toux et les efforts, irréductible.

Opération. — Sac herniaire inhabité est réséqué. Lipome ; ouverture accidentelle de la vessie et suture à trois plans. Guérison après fistule de quelques jours.

Observation **XXVII**

Lucas-Championnière (*In* Monod et Delagenière, *Revue de
chirurgie*, 1889).

Homme de 43 ans, porteur de hernie gauche. Vomissements et douleurs dans le ventre et la hernie.

Le sac est déshabité ; lipome. La vessie ouverte accidentellement est suturée. Guérison en 44 jours.

Observation XXVIII

Marchand (Société anatomique, 1875).

Homme de 67 ans. Hernie inguinale double et cystocèle droite. Rétention d'urine. Hernie réductible, mais à droite on sent une tumeur fluctuante, douloureuse. La pression provoque la miction. Mort.

Autopsie : Sac herniaire déshabité et cystocèle.

Observation XXIX

Méry (Académie des sciences, 1713).

Homme de plus de 80 ans. Hernie scrotale droite. La pression réduit la tumeur et provoque la miction.

Autopsie : Vessie en majeure partie herniée dans le sac.

Observation XXX

Méry (Académie des sciences, 1713).

Le malade urinait chaque fois qu'il comprimait sa tumeur.

Observation XXXI

Michel et Parker (In *Revue de Hayem*, xlv, 243).

Homme de 48 ans. Hernie gauche. Cure radicale. Vingt-quatre heures après opération douleur dans le ventre, hématurie laparotomie et suture d'une plaie extrapéritonéale. Guérison.

Observation XXXII

Monod et Delagenière (*Revue de chirurgie*, 1889).

Homme de 53 ans. Hernie inguinale double. La hernie droite est ancienne, la gauche est devenue irréductible. Hernie du volume d'un gros œuf sans impulsion à la toux, un peu ferme, mate, ne variant pas de volume par les injections vésicales.
Opération. — Lipome, réduction.

Observation XXXIII

Perrin (Société anatomique, 1853).

Hernie inguinale double. Il n'y a pas eu de troubles urinaires.
A l'autopsie: Vessie à parois hypertrophiées; la cystocèle coïncide avec un kyste hydatique du petit bassin.

Observation XXXIV

Piedvache (Société anatomique, 1861).

Homme de 79 ans. Hernie double. Mort accidentelle. Cystocèle inguinale gauche comprenant la plus grande partie de la vessie.

Observation XXXV

Pilz (*In Wiener Klin. Wochenschrift*, 1891).

Homme de 62 ans, porteur d'une hernie double depuis quelques années, troubles urinaires. Réductibles des deux côtés. Douleur dans la hernie droite au moment de la défécation. Cure radicale; à droite la vessie est incisée par erreur et ligaturée et excisée. Mort d'urémie.

A l'autopsie : On voit la vessie liée avec un petit cul-de-sac péritonéal.

Observation **XXXVI**

Polaillon, *in* Lejars. *Rev. chirur.* 1893.

Homme de 50 ans. Hernie inguinale droite. Incision acci-dentelle de la vessie. Mort par choc, pas d'autopsie.

Observation **XXXVII**

Postemski *in* Lejars.

Incision accidentelle de la vessie au cours d'une cure radi-cale chez un homme. Suture et guérison sans incidents.

Observation **XXXVIII**

Privat in *thèse,* 1896.

Homme de 65 ans. Hernie inguinale double.

Le malade ressent des douleurs dans les bourses le bas-ventre, les reins et les jambes. Depuis deux mois il porte un bandage qui ne contient pas la hernie.

Aucun trouble vésical ni urinaire.

Tumeur grosse comme le poing réductible.

Opération. — En arrière du sac masse graisseuse qui saigne abondamment quand on veut la décoller. Intimement adhé-rente au sac sur une surface d'une pièce de 5 francs.

Les parois sont extrêmement minces. M. Schwartz pense à la possibilité d'une hernie de la vessie et une sonde introduite dans l'urèthre confirme le diagnostic. La vessie ouverte est suturée et réduite tout en la fixant à l'anneau inguinal externe par prudence.

Drainage à la gaze, sonde à demeure. Guérison rapide sans fistule.

Observation **XXXIX** (*Id.*)

Homme de 45 ans. Journalier. La hernie récente s'est produite au dire du malade à la suite d'un coït dans la station debout. Tumeur peu volumineuse, indolente, réductible sans gargouillement. Mate à la percussion.

Opération. — Sac contenant une anse grêle. A côté masse graisseuse adhérente ; la vessie est soupçonnée et reconnue à la disposition de ses fibres musculaires.

Résection de la portion herniée et suture à trois étages. Guérison en 12 jours.

Observation **XL** (*Id.*)

Homme de 33 ans. Hernie date de l'âge de 15 ans et est survenue à la suite d'un effort.

La hernie disparaît par le port d'un bandage, mais reparaît au service où le malade était clairon.

La tumeur augmentant et le malade voulant rengager il sollicite une cure radicale.

Pas de troubles vésicaux.

Opération. — On tombe sur la vessie, non entourée d'un sac et qui est reconnue à la disposition des fibres musculaires et qui saigne facilement. On réduit après ligature sur les points saignants. Le malade sort deux mois après complètement guéri.

Observation **XLI** (*Id.*)

M. Du..., 54 ans. Hernie apparue à l'âge de 33 ans.

A 45 ans, elle augmente peu à peu. La miction est favorisée et provoquée par la pression sur la tumeur.

Irréductible. Opérée en 1891, la tumeur reparait 2 ans après et nécessite une nouvelle opération.

Opération. — Pas de trace d'épiploon ni d'intestin mais on tombe sur la vessie épaissie. On résèque le diverticule urinaire long de 10 centimètres environ. Suture à trois plans.

Drainage de la plaie à la gaze. Sonde à demeure. Guérison en 15 jours.

Observation **XLII** (*Id.*)

Journalier, 31 ans. Quelques mois auparavant, hernie à la suite d'un effort. La tumeur est variable avec la miction. Tumeur mate réductible sans gargouillement.

Opération. — En dedans et en haut du sac, le péritoine forme un deuxième sac incomplet en avant d'une masse graisseuse énorme. Le diagnostic de cystocèle est porté et on tombe en effet sur la vessie qui est réduite simplement.

Guérison rapide.

Observation **XLIII**

PURALL, *in Rev. Hayem*, XLV, 244.

Homme de 56 ans, ayant hernie inguinale droite étranglée.
Opération. — On trouve en dedans du sac une masse qui

est incisée et qui est la vessie. elle est fixée à la paroi et on draine. Trois semaines après opération autoplastique suivie de guérison après fistule de plusieurs mois.

Observation **XLIV**

Quénu, *in thèse* de Pequet, 1893.

Homme de 38 ans. Hernie droite. Bandage supporte difficilement.

Opération. — Résection du sac, en dedans duquel on trouve la vessie qui est déchirée accidentellement et suturée par trois plans. Guérison rapide.

Observation **XLV**

Rabineau, *thèse*, Paris, 1896.

Adulte. Hernie inguinale droite depuis trois ans.
Hernie grosse comme un œuf de poule, réductible.
La hernie s'affaisse après la miction.
Opération. — Lipome. Ligature de la vessie prise pour un sac : parois vésicales très amincies ; hématurie, rétention d'urine. Guérison rapide.

Observation **XLVI**

Reverdin (*Suisse Romande*, 1890).

Femme de 42 ans, hernie gauche depuis 21 ans. Irréductible depuis 3 ans avec crises d'étranglement de plus en plus fréquentes et intenses. *Opération*. — On trouve derrière le sac la vessie et on résèque le tout.

Guérison après fistule et cystite tenace.

Observation XLVII

RAYMOND (*Société anatomique*, 1894).

Femme de 38 ans , hernie gauche et hernie ombilicale depuis 36 ans. L'irréductibilité est survenue après un accouchement. Impulsion à la toux.

Douleurs vives. *Opération*. — On trouve l'ovaire, la trompe et la vessie en même temps qu'une anse grêle. Vessie épaissie sans trace de graisse.

Guérison rapide.

Observation XLVIII

(SEBILLEAU, in *Thèse* PIQUET, 1893).

Homme de 53 ans. Hernie inguinale gauche.
Opération. —Vieux sac herniaire recouvert de graisse incision et suture de la vessie. Guérison sans accident.

Observation XLIX

(SEBILLEAU, in *Thèse* PIQUET. 1893).

Homme de 42 ans. Hernie droite depuis neuf ans. Depuis quelques mois accidents urinaires.

Mictions longues et difficiles, facilitées par la compression de la tumeur. *Opération*. — Déchirure accidentelle de la vessie et suture à la plaie, fistulette persistante.

Observation L

(Thiriar, *Gazette hebdomadaire*, 1890).

Homme de 55 ans. Hernie droite depuis 10 ans. Irréductible depuis 3 ans et très douloureuse. *Opération.* — On trouve presque tout l'intestin grêle, le cœcum et l'appendice.

Déchirure accidentelle de la vessie, suture à 2 étages et rechute. Guérison sans accidents.

Observation LI

Verdier (Mém. à l'Académie de chirurg. 1753).

Observat. Curade. Homme de 75 ans, épiplocèle gauche. On trouve vessie herniée et l'ouraque est dans le scrotum. Il existe un sac péritonéal en avant de la vessie.

Observation LII

Verdier (Mém. à l'Acad. de chirurg. 1753).

Homme porteur d'une cystocèle avec sac péritonéal en avant.

Observation LIII

Verdier (Mém. à l'Acad. de chirurg. 1753).

Hernie inguinale étranglée, mort; à l'autopsie : Cystocèle renfermant quatre pierres grosses comme une aveline, une cinquième pierre était dans la portion non herniée de la vessie

Observation **LIV**

Stalpart van der Wiel

Il rapporte deux observations très curieuses de hernie vésicale avec calculs ayant déterminé une perforation de la peau et sortis à l'extérieur.

Observation **LV**
Ruysch.

Homme. Le malade ne pouvait uriner qu'en élevant et comprimant ses bourses. Mort. Grande partie de la vessie passée dans le scrotum.

Observation **LVI**
Jean D. Sala

Homme. Etranglement de la hernie. Symptômes de calcul vésical qu'on ne peut découvrir avec la sonde. *Autopsie* ; Cystocèle contenant un calcul.

Observation **LVII**
Guyon de Carpentras

Abcès inguinal droit ; tumeur du scrotum et de l'aine. La tumeur prise pour un abcès est incisée, il s'écoule de l'urine. Sonde à demeure et guérison complète en cinquante jours.

Observation LVIII

Guyon de Carpentras

Diagnostic porté ; bubon vénérien. Tumeur circonscrite et fort dure. Incision après application de caustiques.

On trouve de l'urine et un calcul.

Observation LIX

Plater (1750).

Tumeur du scrotum. Rétention d'urine. Incision, écoulement d'urine contenant beaucoup de sable. Fistule urinaire qui guérit.

Observation LX

Beaumont

Cystocèle depuis l'enfance : bourse du volume d'un gros melon. La compression provoque la miction. Rétention d'urine. Mort après plusieurs crises d'étranglement.

Autopsie. — Cystocèle renfermant une pierre grosse comme un œuf.

Observation LXI

Petit

Homme de 47 ans. Cystocèle droite datant de trois ans.

Le malade sent dans sa hernie plusieurs petites pierres rondes. Au moindre effort, augmentation de la tumeur et difficulté de la miction.

Observation LXII

Maurani (*in Verdier*)

Homme de 80 ans. Cystocèle droite. Tumeur du scrotum. Difficultés de la miction. Accidents d'étranglement. *Incision.* Gangrène de l'intestin, mort.

Observation LXIII

Sue 1749. (*in* Verdier.)

Homme de 76 ans. Cystocèle gauche datant de 5 ans. Rétention d'urine, nausées et hoquet. Le cathétérisme fait cesser les accidents d'étranglement.

Observation LXIV

De la Porte, 1750. (*In* Verdier.)

Homme de 70 ans. Cystocèle double. Tumeur de consistance assez molle grosse comme un œuf de poule. Rétention d'urine. La compression sur la tumeur facilite la miction.

Observation LXV

Simon et Levret, 1751.

Femme jeune atteinte de cystocèle double. La tumeur est facilement réductible. Les mictions sont fréquentes depuis la dernière grossesse. Les accidents disparaissent avec le port d'un bandage.

Observation LXVI

Walther, in *thèse* Bourbon, 1892.

Homme de 59 ans. Porteur d'une entéro-épiplocèle (diag. porté) depuis 30 ans. Etranglement depuis 24 heures.

Hernie souple et molle sauf à l'anneau où on a la sensation d'une anse étranglée. Vomissement, ni selles, ni gaz. Mictions pénibles et fréquentes. Opération, anse intestinale étranglée réduite.

Cystocèle à parois très épaisses ; la vessie non ouverte est réduite après un large débridement. Guérison sans accident.

Observation LXVII

Inédite (Service de M. le docteur Blum)

Le nommé P... entre le 23 décembre dans le service de M. le professeur agrégé Blum. Il est couché au lit 43 de la salle Velpeau.

Ce malade qui exerce la profession de cocher est porteur d'une hernie inguinale droite datant de trois mois seulement et résultant d'un effort.

Il est opéré le 28 décembre par l'interne du service.

Opération. — Le sac herniaire est très mince ; il est ouvert sans qu'on le reconnaisse et l'opérateur ouvre le cœcum. On fait une suture intestinale.

En arrière du sac se trouve une petite tumeur liquide prise d'abord pour un kyste du cordon ou un kyste hydatique et qui se prolonge dans le petit bassin. Les parois en sont très amincies, bleuâtres, transparentes. Le liquide est réductible dans le petit bassin. La poche est en arrière et en dedans du sac herniaire.

A l'ouverture il s'écoule un liquide incolore. On fixe les parois du kyste à la paroi abdominale par plusieurs crins de Florence; une mèche iodoformée est laissée pour drainer. Suture des piliers par trois fils de soie, le cordon étant reporté en avant.

Suture superficielle aux crins de Florence.

Le lendemain le malade a une hématurie. La mèche iodoformée est soulevée et l'urine sanguinolente s'écoule par la plaie.

Le deuxième jour le malade n'urine plus par l'urèthre mais bien par sa plaie. Le soir il y a 38°4; le ventre est ballonné, il y a un commencement d'infiltration d'urine autour de la plaie suturée. On fait sauter les fils et on débride largement. On met une sonde à demeure qui reste 7 jours.

Le sixième jour après l'intervention le malade est purgé, le lendemain il commence à s'alimenter.

Les jours suivants il urine seul mais peu d'urine s'écoule cependant par la plaie.

Ce que l'on avait pris pour un kyste du cordon ou un kyste hydatique était en réalité un diverticule de la vessie à parois très amincies.

La plaie se cicatrise lentement; la fistule vésicale se ferme.

Le 21 janvier le malade à une orchi-épididymite gauche qui dure 6 jours.

Le 10 février le malade revient de Vincennes et rentre dans le service. Par la cicatrice il sort quelques gouttes d'urine quand le malade est debout.

Le lendemain 11 février il a une orchite droite. Les urines sont purulentes. Cette orchite suppure et est incisée le 6 mars. La malade sorti le 10 mars rentre à nouveau le 11. Sa fistule s'est ouverte encore une fois.

Le 21 on cautérise le trajet au galvanocautère. Après quelques jours elle semble fermée mais se rouvre à nouveau.

Le malade sort le 3 avril. On ne l'a plus revu depuis.

Observation LXVIII (Inédite).

(Service de M. le docteur Blum).

Le nommé Cha... Jean, âgé de 69 ans, entre le 9 novembre, salle Velpeau, où il occupe le n° 36. Il est porteur d'une hernie inguinale droite, dont le début remonte fort loin : 25 ans environ. Il n'en souffrait jamais et ce qui le décide à entrer à l'hôpital, c'est une hydrocèle qui a débuté il y a environ 3 mois. Cette hydrocèle peu volumineuse cependant provoque chez le malade quelques douleurs et une sensation de fatigue qui le décident à se faire opérer. Elle siège du même côté que la hernie.

L'intervention est fixée au 12 novembre.

Opération : Incision comme pour la hernie, prolongée sur les bourses. On incisa la paroi antérieure du canal inguinal et on arrive sur le cordon que l'on écarte. La recherche du sac est pénible, on le trouve dans une grosse masse de graisse où plongent de grosses veines. Le sac est très transparent et distendu par du liquide. Ouverture du sac qui n'est autre que la vessie distendue ; suture de la paroi en deux plans, muqueux et séreux, avec de la soie.

On termine l'opération par la cure radicale de l'hydrocèle par le procédé de retournement de la vaginale. On place une sonde à demeure dans la vessie.

Les suites de l'intervention sont des plus simples. La sonde laissée à demeure pendant 4 jours est renouvelée tous les jours.

Le 16 on retire la sonde et on fait 4 sondages par 24 heures. Le malade n'a jamais eu plus de 38º de température.

Interrogé après l'opération il dit s'être aperçu que la hernie diminuait de volume après chaque miction et que c'était toujours avant la miction qu'elle était le plus grosse.

Depuis trois mois seulement il a des mictions plus fréquentes. Il n'a jamais présenté de miction en deux temps, ni de rétention.

BIBLIOGRAPHIE

Bœckel. — In Hedrich, Gazette de Strasbourg, 1890.

Buckston-Browne. — Société clinique de Londres, 1890.

De la Barrière. — Thèse de Paris, 1881.

Bourbon. — Thèse de Paris, 1892.

Championnière (J.-L.). — Cure radicale des hernies, 1892.

Delefosse. — Pratique de la chirurgie des voies urinaires, 1887.

Desnos. — Traité des maladies des voies urinaires, 1890.

Duret. — *De la variété de la hernie inguinale.* Thèse d'agrég., 1883.

Demoulin. — Union médicale (7 et 9 septemb. 1893).

Duplay-Reclus. — Traité de chirurgie, t. iv. (Art. Berger.)

Ebner. — Deutsche Zeitschrift fur Chir., 1887.

Furnbringer. — Pratique des maladies des voies urinaires. (Traduction Caussade et Hartmann.)

Guelliot. — *Cure radicale de la cystocèle inguinale* (4e Congrès de chirurgie, 1889.)

Guetterboch,. — Deutsche Zeitschrift für Chir., 1891.

Hedrich. — Gazette de Strasbourg, 1890.

Hache. — *Art. vessie.* Dictionnaire encyclopédique des sciences médicales, page 278.

Imbert. — In Revue de Guyon, mai 1896.

Jaboulay. — Lyon médical, 1895.

Id. — Traité de chirurgie, Le Dentu et Delbet.

Kummer. — Revue médicale de la Suisse Romande, 1892.

Krœnlein. — Arch. für Klin chir., tome xix.

Lardy (de Constantinople). — In Revue de Guyon, 1896.

Leroux. — In Revue mensuelle de médecine et de chirurgie, 1880, n° 5.

Landouzy. — Bulletin de la Société anat., 1876.

Laugier. — *Art. vessie,* in Dictionnaire de médecine. Paris, 1846.

Lejars. — — In Revue de chirurgie, 1896, janvier et février.

Mery, — Mémoire de l'Académie royale de chirurgie, 1713. -

Malherbe. — *Hernie polypiforme de la vessie* (in Annales des maladies des organes génito urinaires, t. ii, p. 784.

Monod et **Delagenière**. — In Revue de chirurgie, 1889, page 70.

Nelaton. — Eléments de pathol. chirurg.

Pilz. — Wiener Klin Wochenschrift, 1891.

Postemski. — Riforma med., 4 juin 1891.

Séegel. — *Zur Casuistick der Blasenhernien*. (Inaug. Dissert. Wurzbourg, 1892.)

Thiriar. — Entretiens chirurgicaux de l'hôpital St-Jean, 1891.

Thompson. -- Maladies des voies urinaires, 1881.

Id. — Cliniques sur les maladies des voies urinaires.

Verdier. — Mémoire de l'Académie royale de chirurgie, 1753, tome iv, page 3.

9 782014 076257